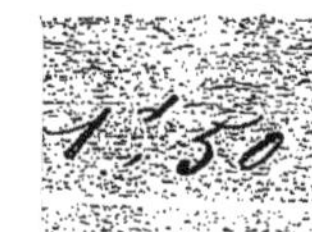

CONTRIBUTION A L'ÉTUDE

DE LA

DÉFENSE GANGLIONNAIRE

DANS L'INFECTION SYPHILITIQUE

PAR

Le Dr Désiré DUBOUCHER

Licencié ès sciences,
Ancien Interne des Hôpitaux d'Alger.

LYON

A. REY, IMPRIMEUR-ÉDITEUR DE L'UNIVERSITÉ

4, RUE GENTIL, 4

—

1903

CONTRIBUTION A L'ÉTUDE

DÉFENSE GANGLIONNAIRE

DANS L'INFECTION SYPHILITIQUE

CONTRIBUTION A L'ÉTUDE

DE LA

DÉFENSE GANGLIONNAIRE

DANS L'INFECTION SYPHILITIQUE

PAR

Le Dr Désiré DUBOUCHER

Licencié ès sciences,
Ancien Interne des Hôpitaux d'Alger.

——◆——

LYON

A. REY, IMPRIMEUR-ÉDITEUR DE L'UNIVERSITE
4, RUE GENTIL, 4

1903

INTRODUCTION

Il y a quelques années, à la suite d'une communication de M. le professeur Augagneur, la Société de dermatologie française discuta, au cours de plusieurs de ses séances, le rôle des ganglions lymphatiques dans l'infection syphilitique. Un certain nombre de syphiligraphes éminents prirent la parole et l'accord ne put avoir lieu. Ces discussions eurent certains échos, en France comme à l'étranger, mais depuis le silence s'est à peu près fait sur la question.

Notre attention fut attirée sur ce point par M. le professeur Gémy, dont nous étions alors l'interne, qui consacra lui-même toute une série de leçons (1899-1900) à la défense ganglionnaire dans la syphilis. A la clinique incombait la tâche de trancher le différend : c'est pourquoi, durant plusieurs années, tous les syphilitiques soignés à l'hôpital de Mustapha ont été observés à ce point de vue. Sur les conseils de notre maître, nous nous proposons, dans ce modeste travail, de faire connaître les résultats de cette observation.

Dans un premier chapitre, nous passerons en revue les opinions émises sur le sujet ; le deuxième chapitre sera consacré aux faits que nous avons observés ; dans un troisième chapitre (discussion), nous étudierons comment on peut concilier les données de pathologie générale et de médecine expérimentale avec les résultats fournis par la clinique ; dans un quatrième chapitre, nous verrons s'il est possible d'attribuer aux adénopathies de la période secondaire une valeur pronostique quelconque.

Mais, avant d'aborder notre sujet, qu'il nous soit permis ici d'exprimer notre reconnaissance et de rendre hommage à nos maîtres de l'école d'Alger et de l'hôpital de Mustapha.

Notre première pensée sera pour notre regretté maître, le professeur Gémy, dont la bonté nous avait vivement touché, dont les leçons captivantes nous avaient toujours conquis ; c'est à lui que nous devons les matériaux de notre thèse : puisse notre travail servir à honorer sa mémoire !

M. le professeur Bruch, directeur de l'Ecole de médecine, nous a toujours témoigné une grande bienveillance ; nous lui en exprimons notre vive reconnaissance.

M. le professeur Curtillet, dont les savantes leçons et les intéressantes causeries au lit du malade resteront impérissables en notre mémoire, nous a toujours donné de nombreuses marques de bienveillance et de sympathie ; qu'il soit assuré de notre entier dévouement.

Qne M. le professeur Cochez, dont l'enseignement si clair, si précis et si pratique nous a toujours charmé, reçoive l'expression de nos sincères remerciements ; nous regrettons bien vivement n'avoir pu passer auprès de lui qu'un temps trop court.

Que MM. les professeurs Vincent, Trabut, Goinard, Crespin et M. le Dr Sabadini, dont nous avons eu également l'honneur d'être l'interne, soient assurés de notre profonde reconnaissance pour l'enseignement utile qu'ils nous ont donné, les conseils éclairés qu'ils nous ont prodigués.

Nous remercions bien sincèrement M. le Dr Raynaud, médecin des hôpitaux, pour les précieux conseils qu'il nous a donnés en vue de la rédaction de notre thèse et pour les marques de bonté que nous avons si souvent reçues de lui.

Nous adressons nos respectueux remerciements à MM. les professeurs J. Courmont et Sambuc, de la Faculté de Lyon, pour le bienveillant accueil que nous avons rencontré auprès d'eux.

M. le professeur Gailleton nous a fait le grand honneur d'accepter la présidence de notre thèse ; qu'il veuille bien agréer l'hommage de notre profonde gratitude.

CONTRIBUTION A L'ÉTUDE

DE LA

DÉFENSE GANGLIONNAIRE

DANS L'INFECTION SYPHILITIQUE

CHAPITRE PREMIER

HISTORIQUE

La marche d'un processus infectieux est la suivante : Les microbes pathogènes pénètrent par effraction à travers la peau ou les muqueuses ; ils se trouvent d'abord dans les espaces lymphatiques ; là commence le premier combat. Dans les cas légers, les microbes sont détruits par les phagocytes avant même d'arriver au premier ganglion lymphatique. Ordinairement, ils atteignent ce premier ganglion où la lutte commencée se termine par leur englobement. Souvent ils traversent plusieurs séries de ganglions successifs et il arrive, dans les cas graves, que les microbes, très virulents, traversent tous les ganglions échelonnés sans que ces derniers réagissent d'une façon appréciable, pénètrent dans le canal thoracique et arrivent directement dans le sang : il y a septicémie d'emblée.

En matière de syphilis, à l'inoculation succède un temps plus ou moins long d'incubation à la suite duquel se montre le foyer virulent initial, le chancre ; de ce point le virus suit les lymphatiques, pénètre dans les ganglions voisins, s'y arrête en formant la première adénopathie, s'avance dans le système ganglionnaire jusqu'à ce qu'il se mêle au torrent circulatoire pour constituer l'infection constitutionnelle, a syphilohémie. Le sang, imprégné d'éléments infectieux, réagit alors sur tous les autres ganglions. L'infection peut aussi être d'emblée sanguine : syphilis fœtale, syphilis vaccinale.

La plupart des auteurs qui ont étudié les ganglions lymphatiques (Bezançon et Marcel Labbé, Manfredi, Retterer, etc.) sont d'accord pour leur attribuer un rôle important dans la lutte de l'organisme contre les infections : production de leucocytes, arrêt des bactéries, atténuation de leur virulence, etc. Il semble donc logique d'admettre que, dans une maladie infectieuse, plus les ganglions sont hypertrophiés, plus leur action est efficace, et moins grave est l'atteinte secondaire de l'organisme.

Appliquant cette théorie à l'infection syphilitique, certains auteurs ont voulu tirer du plus ou moins grand développement des adénopathies des indications pronostiques, savoir : à adénopathie intense, syphilis bénigne ; à réaction ganglionnaire minime, syphilis maligne.

C'est là le résumé de la communication que fit M. le professeur Augagneur à la Société française de Dermatologie et de Syphiligraphie dans sa séance du 14 février 1895. « L'adénopathie primitive ou secondaire, dit-il, n'est pas tant le signe de l'intensité de l'infection que celui de la vigueur avec laquelle l'organisme résiste à cette infection. » Lorsque les ganglions fonctionnent avec énergie, la phagocytose modifie l'agent infectieux et ne le laisse parvenir dans la circulation générale sanguine qu'après une lutte qui a modifié ses propriétés toxiques. La syphilis des enfants est en général très bénigne parce que la réaction ganganglionnaire est intense; tandis que chez le vieillard, où les ganglions, sclérosés, réagissent peu, la syphilis est toujours grave. Chez le fœtus, il y a inoculation directe sans intervention des phagocytes, d'où syphilis d'une gravité extrême. Dans les syphilis malignes précoces, le système lympathique est très peu touché; dans les syphilis bénignes l'adénopathie est intense.

Mais ces données, conformes aux théories modernes de l'infection, n'ont pas toujours été confirmées par la clinique et n'ont pas été admises par un certain nombre de syphiligraphes. Il en est résulté une série de présentations de malades, d'observations publiées, etc., les unes paraissant confirmer la théorie de M. Augagneur, d'autres l'infirmant catégoriquement.

Nous passerons rapidement en revue les unes et les autres.

Dans la même année 1895, un élève de M. Augagneur M. Grivet, fait de cette question le sujet de sa thèse : les conclusions du maître sont portées à l'extrême.

A la séance de mai 1898 de la Société de Dermatologie, M. le professeur Landouzy rapporte une observation de syphilis maligne précoce avec absence de réaction ganglionnaire. Il est d'avis que l'adénopathie joue un rôle défensif, atténuateur dans la syphilis. MM. Brocq et Mauriac appuient également cette théorie.

A la séance de juin, M. Emery présente un malade atteint de syphilis maligne précoce sans réaction ganglionnaire ; puis, à la séance suivante, il lit une observation qui est la contre-partie de la première, celle d'une syphilis avec micropolyadénite qui a évolué d'une façon bénigne.

Dans la *Presse médicale* du 14 septembre 1898, M. le D\u02b3 Paul Raymond publie un article intitulé «Contribution à l'étude des syphilis graves », dans lequel il insiste sur la défense ganglionnaire. Il cite deux observations. l'une la contre-partie de l'autre, en faveur de la loi de M. Augagneur.

Le D\u02b3 Angelo Bennati de Ferrare publie, dans les *Annales de Dermatologie* de 1898, une nouvelle observation de syphilis maligne précoce sans retentissement ganglionnaire.

Dans la *Normandie Médicale* (janvier 1898), M. le D\u02b3 Haan, du Havre, cite l'observation d'un malade de vingt-quatre ans qui, en novembre 1896, a ses ganglions inguinaux droits détruits par des abcès consécutifs à une blessure du pied. En juin 1897, il contracte la syphilis: les accidents se montrent intenses à droite (papules squameuses, placard ostréacé), tandis que le membre inférieur gauche n'accuse la syphilis que par son ganglion inguinal dur et volumineux. L'auteur conclut au rôle protecteur des ganglions [1].

---

[1] Se basant sur cette observation L. Butte a essayé le traitement des accidents syphilitiques par les injections sous-cutanées

Peu de temps après, le Dr Giuseppe Cao, de la policlinique de Cagliari, publie une observation qui rappelle la précédente. *(Journal italien des maladies vénériennes et de la peau,* 1898, p. 607.)

Le 20 mars 1901, au cours d'une réunion des Sociétés de Médecine de Paris, Médico-Chirurgicale, de Médecine et de Chirurgie pratiques, M. Paul Raymond renouvelle ses premières déclarations en disant que le système lymphatique lutte avantageusement contre la syphilis, que le ganglion arrête et détruit le virus. Le syphilitique doit donc veiller au bon état de ses ganglions, et, pour provoquer une hyperleucocytose, il prescrit de faire les frictions mercurielles sur les ganglions mêmes.

Pour Lochte, « l'engorgement des ganglions, qui est si marqué dans la période de début de la syphilis, manque complètement dans bon nombre de cas de syphilis maligne. » *(Untersuchungen ueber Syph. maligne und Syph. gravis. Monatshefte f. prakt. Dermatologie,* 1901.)

Enfin, dans sa thèse de doctorat, M. G. Benoist conclut, a propos des cas qu'il a observés que, « dans les syphilis bénignes la réaction ganglionnaire est ordinairement très appréciable; dans les syphilis graves

de décoction de ganglions lymphatiques. Cette médication dans les quelques cas traités aurait donné de bons résultats et amené une disparition assez rapide des syphilides. *(Annales de Thérap. Dermat.,* 20 mai 1901.)

Dans le même ordre d'idées, on a proposé de traiter la tuberculose pulmonaire par des ganglions bronchiques de mouton. (Hofmann).

les adénopathies ont manqué ou se sont manifestées d'une façon discrète. » *(Signification pronostique des adénopathies dans la syphilis secondaire.* Paris, juillet 1901.)

Les syphiligraphes qui ont émis des avis contraires ne sont pas moins nombreux.

Dans les *Annales de Médecine navale italiennes*, le Dr Michel de Amicis, assistant honoraire dans la clinique de son frère, le professeur Thomas de Amicis, de Naples, a publié en 1896, sous l'inspiration de ce dernier et pour répondre à la note de M. Augagneur, un mémoire sur l'adénopathie épitrochléenne dans la syphilis, sa valeur séméiologique et pronostique. Il rapporte quatorze observations de syphilis sérieuse précoce toujours accompagnées d'adénopathies inguinales, cervicales, axillaires et épitrochléennes volumineuses. Il cite de plus une observation de syphilis absolument légère, suivie pendant onze ans et dans laquelle il n'y a jamais eu d'engorgement ganglionnaire.

A la séance de mai 1898 de la Société de Dermatologie, M. Barthélemy répond longuement à M. Landouzy. Les faits, dit-il, ne semblent pas confirmer la proposition avancée théoriquement et comme par une vue de l'esprit, à savoir que les sujets qui ont de fortes adénopathies sont mieux protégés que ceux qui en ont peu ou pas. Le système lymphatique sert à la progression du virus dont il indique la marche ; il en ralentit à peine l'invasion et, n'est, en tout cas, qu'une barrière impuissante. M. Barthélemy dit avoir de nombreux faits à l'appui de son assertion. Les adénopathies sont plutôt les témoins que les auteurs de la défaite de l'infection envahissante. Enfin, il faut compter sur la vulnérabilité propre à chaque tissu, suivant les organismes : une syphilis contractée à la même source se traduira chez l'un par des manifestations cutanées, chez un autre par des lésions osseuses, chez un troisième par des troubles d'ordre nerveux. Et ce sont les manifestations osseuses ou nerveuses qui constituent la gravité d'une syphilis plutôt que les lésions cutanées.

C'est à cette même séance que notre Maître fit connaître qu'il avait noté que « chez les indigènes algériens, dont la syphilis est toujours grave, les ganglions sont presque toujours très volumineux ». MM. Besnier et Renault furent également d'avis qu'il y a des syphilis graves dans lesquelles le système ganglionnaire réagit avec la plus grande intensité. « On voit souvent coïncider une syphilis maligne et des adénopathies considérables » (Renault). « Il est certain qu'il y a des syphilis graves dans lesquelles le système ganglionnaire réagit avec la plus grande activité » (Besnier).

A la séance suivante (juin 1898), M. Barthélemy fait remarquer que le malade présenté par M. Emery a en effet des lésions cutanées particulièrement intenses, mais qu'il a des adénopathies inguinales multiples, surtout à gauche et, à peu de chose près, aussi prononcées que dans un grand nombre de cas de syphilis bénigne.

C'est à la même époque que M. Sottas lut à la Société (séance du 7 juillet 1898) quelques extraits de la thèse du Dr Dubuc sur les *Syphilides malignes précoces,*

écrite en 1864 sous l'inspiration de Bazin. M. Dubuc
a nettement constaté l'engorgement ganglionnaire et
cela chez des individus robustes, dans la fleur de l'âge,
non alcooliques et dans d'excellentes conditions d'hy-
giène.

D'autres syphiligraphes ont encore noté la présence
des adénopathies dans les syphilis malignes précoces,
et cela avant que la question de la défense ganglionnaire ne fût agitée.

Rollet, dans le *Dictionaire Dechambre*, à propos des
syphilis malignes, parle d' « adénite persistante ».

Pour M. Cornil, les ganglions sont tuméfiés dans les
syphilides malignes précoces (*Leçons sur la syphilis*,
1879).

M. Balzer dans le *Traité de médecine de M. Brouar-
del* dit, à l'article Pronostic de la syphilis, qu'une adénopathie intense et rapidement généralisée est un des indices qui montrent la rapidité et l'intensité de l'affection.

M. Charles Taulane, dans sa thèse (Montpellier,
1894) dit aussi que « le système lymphatique est engorgé dans les syphilides malignes précoces ».

M. le professeur Finger, de l'Université de Vienne,
dans un ouvrage *Sur la syphilis et les maladies vénériennes* (traduction de 1895) écrit: «L'engorgement ganglionnaire donne des points plus importants pour le
pronostic. On peut dire que, toutes choses égales d'ailleurs, un léger engorgement des ganglions permettra
de prévoir une marche plus favorable; une tuméfaction
considérable, généralisée ou pâteuse des ganglions
voisins de l'accident initial, sera l'indice d'une évolution plus grave. »

En 1887 le Dr Mataxas, chef de cliniqe chirurgicale
à l'Hôtel-Dieu, a publié dans le *Marseille médical* une
observation de syphilis grave avec adénopathie intense.

A la séance du 11 juin 1896, de la Société de dermatologie, MM. Canuet et Daraset, internes des hôpitaux de Paris, présentent deux malades du service de
M. le professeur Fournier, atteints de syphilis maligne
précoce avec adénopathies très volumineuses.

Dans un rapport au Congrès international de médecine des Compagnies d'assurances sur l'admissibilité
des syphilitiques aux assurances, M. le Dr Bayet,
agrégé de l'Université de Bruxelles, s'exprime ainsi
(Journal des maladies cutanées et syphilitiques, octobre, 1899) : « Certains auteurs ont voulu voir dans l'intensité des adénopathies, les mesures de la lutte que
l'organisme, par le moyen de ses organes lymphatiques, livre au virus syphilitique, l'intensité de l'adénopathie indiquant plutôt la puissance défensive de
l'organisme que l'énergie offensive du virus. Cette con-
ception purement théorique ne paraît pas avoir résisté
à la critique et, en général, elle est abandonnée. »

M. Scarenzio, dans sa leçon d'ouverture de l'année
1899-1900 *Journal italien des maladies vénériennes
et de la peau*, 1899, p. 713), combat les idées émises
par MM. Labbé, Haan, Cao, etc., sur l'action protectrice des ganglions contre l'invasion du virus syphilitique.

M. Charles Audry, dans ses « Réflexions sur la syphilis »*(Annales de dermatologie françaises*, 1900)
n'admet pas non plus cette action protectrice.

M. le Dr Julien a publié, dans le *Journal des maladies cutanées et syphilitiques* (août 1889), une observation d'une syphilis d'une gravité extrême. En recherchant les causes de cette gravité, il s'exprime ainsi : « Ce n'était pas davantage, comme on l'a dit récemment, le défaut d'imprégnation ganglionnaire qui livre le virus à l'absorption sans barrière (loi d'Augagneur), puisque les aines contenaient de forts ganglions et que, même les glandes lointaines, les épitrochléennes notamment, avaient présenté un volume important. »

Le même auteur, à la séance du 20 mars 1901 des Sociétés de médecine de Paris, médico-chirurgicale, de médecine et de chirurgie pratiques, combat la théorie de la défense ganglionnaire. Il cite le cas, tout récent, de deux chirurgiens qui se blessent profondément en opérant une femme de trente-deux ans pour une gomme tuberculeuse présternale. Au premier pansement, ils s'aperçoivent que leur opérée présente un syphilome en voie de réparation à la fourchette avec quelques ganglions inguinaux : une roséole généralisée apparut chez l'un au trentième jour, chez l'autre au trente-troisième. La syphilis fut d'emblée sanguine, la période lymphatique fut supprimée et l'organisme ne put utiliser l'obstacle des barrières ganglionnaires ; et, en effet, les ganglions furent vainement cherchés dans les zones correspondant à la blessure, les adénopathies n'apparurent qu'avec la roséole. Eh bien, malgré cette absence totale de réaction ganglionnaire, la syphilis n'en fut pas moins sans gravité.

M. le professeur de Amicis, de Naples, écrivait, en

1898, à M. le professeur Gémy une lettre dans laquelle il se montrait nettement opposé à la théorie de M. Augagneur. « Je suis tout à fait de votre opinion, disait-il, sur la question de la défense ganglionnaire dans l'infection syphilitique ; il n'y a pas à invoquer ici le pouvoir phagocytaire qui est, d'autre part, toujours discutable : la clinique nous apprend qu'une adénopathie grave décèle toujours une intensité grave de l'infection. »

Le même auteur consacre à cette question sa leçon d'ouverture de l'année scolaire 1900-1901. Après avoir indiqué l'idée que l'on s'est faite jusqu'à présent de l'invasion de l'organisme par le virus syphilitique et du rôle joué par les ganglions lymphatiques, il parle des théories nouvelles, étudie le processus intime de la phagocytose, fait connaître les différentes publications des auteurs et annonce que la clinique ne confirme pas la théorie. « L'observation journalière peut nous montrer très souvent que le grand nombre et le remarquable développement des glandes dans les diverses régions coïncide très fréquemment avec une syphilis d'un degré élevé ; et il n'est pas rare de noter, au contraire, des cas de syphilis légères qui ne sont accompagnées que d'une très petite ou insignifiante participation glandulaire. » La théorie de la défense ganglionnaire est donc fausse, dit-il, et il apporte à l'appui de cette assertion quelques observations qu'il pourrait multiplier à loisir.

Nous avons relevé dans la littérature médicale encore un certain nombre d'observations de syphilis maligne où la réaction ganglionnaire a été appréciable, mais nous nous arrêtons là et, pour clore cette énumération déjà longue, nous citerons l'opinion de M. le professeur Fournier qui, dans son *Traité de la syphilis*, s'exprime ainsi : « On est donc bien loin d'être fixé sur la question de savoir si les adénopathies jouent un rôle de protection dans la défense de l'organisme contre la syphilis. En tout cas, à le supposer même authentique, ce rôle doit être assez modeste, étant donné que les syphilis graves, à grosses adénopathies, ne laissent pas de s'offrir à l'observation d'une façon commune. A coup sûr, ce sont d'autres raisons que la qualité des adénopathies qui constituent la gravité du mal. »

CHAPITRE II

RÉSULTATS DE NOTRE OBSERVATION

Dans les syphilis graves ou malignes précoces nous avons très souvent noté des adénopathies intenses et multiples. En voici quelques exemples :

OBSERVATION I

C. ., Joseph, israélite, dix-sept ans, marchand de journaux, entre à la clinique, le 21 décembre 1899. Ni alcoolisme, ni paludisme, pas d'antécédent pathologique; bonne constitution.

A contracté sa syphilis avec une jeune espagnole. Il présente un chancre syphilitique cicatrisé de la cicatrice circoncisionnelle et une syphilide papuleuse généralisée, dont les éléments sont d'une confluence extrême Les ganglions inguinaux, les cervicaux antérieurs et postérieurs, les épitrochléens sont nombreux et volumineux. Reçoit onze injections de calomel et sort guéri de ces manifestations, le 26 mars 1900.

Le malade revient le 22 mai suivant. La syphilide qu'il présentait à sa première entrée a laissé des taches achromatiques, les unes cicatricielles, les autres sans dépression, ni bords. L'éruption actuelle consiste en placards, dont la dimension varie de celle d'une pièce de 5o centimes à celle de la paume de la main. Ces placards siègent au front, au pourtour des oreilles, sur les paupières, la poitrine, la partie supérieure des cuisses, la partie antérieure des jambes, la face postérieure des bras, le dos, le gland et le scrotum. Même état des ganglions. Les injections de calomel sont reprises.

26 juin. — Iritis à gauche. Dans les premiers jours de juillet, l'iris droit se prend. Atropine, substitution des frictions aux injections de calomel. L'état des yeux s'améliore peu à peu.

1ᵉʳ octobre. — Eruption de syphilides ulcéreuses de dimensions variées et récidive de l'iritis double. Injections quotidiennes de bi-iodure de mercure à 4 milligrammes.

3 novembre. — On note l'apparition de pustules echtymateuses ulcérées sur le front, les paupières, les régions temporales et zygomatiques; quelques-unes sont coiffées d'une croûte rupioïde. Même lésions, très confluentes, à la partie antérieure du thorax, aux membres supérieurs dans l'extension, aux membres inférieurs. Frictions.

26 janvier 1901. — Le malade pèse 54 kilogrammes; il en aurait pesé 67 avant sa maladie.

1ᵉʳ février. — Le mercure est supprimé; on donne du cacodylate de fer (10 centigrammes par jour).

2 mars. — Nouvelle poussée d'iritis. Gomme naissante dans le sterno-cléido-mastoïdien gauche. Les ganglions cervicaux et inguinaux sont très volumineux, les épitrochléens le sont un peu moins. Huile bi-iodurée (une injection tous les deux jours).

21 mars. — Quatrième poussée d'iritis; le 30 mars, l'iritis devient bilatérale.

10 avril. — Quelques-unes des anciennes cicatrices se sont réouvertes, notamment au tiers supérieur de la jambe droite. Les injections bi-iodurées deviennent quotidiennes.

16 avril. — L'iritis devient de plus en plus intense; le 18, hypopion à gauche.

11 mai. — L'iritis bat encore son plein. A partir de cette date on fait tous les deux jours une injection intra-veineuse de 1 centigramme de cyanure de mercure, suivant la méthode de M. Abadie. Ce mode d'administration du mercure n'amène pas de modification bien sensible; il survient de la stomatite. Retour aux frictions après disparition de cette dernière.

7 juin. — Le malade a encore diminué de poids (53 kilogrammes). La numération des globules, faite environ tous les trois mois, a cependant toujours donné un chiffre assez élevé de

globules rouges (de 3.720.000 à 4.200.000). Le nombre des globules blancs s'est élevé jusqu'à 40.000 (prédominance des mononucléaires).

25 juillet. — L'iritis est guérie. On ajoute au traitement du vin de kola et du cacodylate de soude en injections souscutanées.

30 septembre. — Le malade a gagné 1 kg. 500. Il s'améliore lentement et quitte l'hôpital le 3 février 1902.

5 octobre 1902. — Pas d'accidents. Les ganglions cervicaux ont un volume moyen; les inguinaux et les épitrochléens sont toujours volumineux.

OBSERVATION II

M..., Eugénie, Espagnole, vingt-cinq ans, prostituée clandestine, entre à la clinique le 28 mai 1898. Pas d'antécédents pathologiques.

On observe une syphilide papuleuse occupant toute la surface du corps, sauf la paume des mains et la plante des pieds. Cette syphilide, d'une confluence extrême au front, au nez, aux lèvres, dans les régions interscapulaire, lombaire, fessière, hypogastrique, est parfaitement symétrique. Elle est, en outre, prurigineuse, ce qu'explique l'état séborrhéique de la peau. Ganglions inguinaux volumineux, beaucoup plus développés à droite qu'à gauche; du reste, tous les ganglions sont tuméfiés. Plaques muqueuses aux narines, au voile du palais, au col utérin. On ne trouve pas l'accident primitif. La malade reçoit cinq injections de calomel et sort le 1er juillet.

Elle revient le 18 août suivant avec des tubercules syphilitiques aux membres inférieurs et des ulcérations gommeuses de siège divers et de dimension variable ; aux coudes, elles ont la largeur d'une pièce de 5 francs. Elle reçoit dix injections de calomel et sort, le 13 octobre, simplement améliorée.

Troisième entrée, le 14 juin 1899. Le corps est littéralement tigré par des taches pigmentaires qui sont le résidu des anciennes syphilides. Ce qui amène la malade, c'est une vaste ulcération occupant presque toute la lèvre supérieure, ne laissant d'intact que la partie qui avoisine la commissure droite. Cette ulcération est limitée par le sillon narinaire ; les bords en sont renversés, le fond inégal, recouvert de croûtes jaunâtres produites par la dessiccation de la sérosité qu'elle secrète. Elle est indolore et produite par la fonte d'une nappe gommeuse. L'aile droite du nez commence à s'infiltrer. Les ganglions inguinaux ont un peu diminué de volume ; les cervicaux antérieurs et postérieurs, ainsi que les épitrochléens, sont encore volumineux. Le ganglion génien gauche est excessivement volumineux, mais il est certainement secondaire à l'ulcération. En somme, malgré un traitement intensif et une adénopathie volumineuse et généralisée, le tertiarisme s'est installé avec une rapidité inquiétante pour l'avenir. Frictions et vigo. La malade sort le 20 juillet, peu améliorée.

Quatrième entrée, le 8 janvier 1900. La lèvre supérieure, les ailes du nez, le cartilage de la cloison sont détruits par des ulcérations, dont le point de départ a été la cicatrice de l'ancienne lésion. Aux membres, les cicatrices des anciennes gommes se sont réulcérées et couvertes de croûtes rupioïdes. Les ganglions inguinaux ont un volume moyen, les épitrochléens et les cervicaux sont nombreux et encore de la dimension d'un pois chiche. Injections quotidiennes de 4 milligrammes de bi-iodure et iodure de potassium à la dose de 3 à 15 grammes par jour. Sort le 15 mai, avec ses lésions complètement cicatrisées N'a plus été revue.

OBSERVATION III

D... Albert, vingt-neuf ans, menuisier, entre à la clinique le 8 novembre 1900. Pas d'antécédent morbide, pas d'alcoolisme. A contracté son chancre il y a quatre mois avec une mauresque, à Aumale. D'abord soigné à l'hôpital de cette ville, il a pris après sa sortie des pilules de protoiodure. Ce traitement n'empêche pas la maladie d'évoluer.

A son entrée, on constate des papules groupées au front, aux sourcils, aux paupières ; des plaques muqueuses du bord libre des paupières simulent une blépharite ciliaire ; sur la poitrine, on observe des cicatrices de la dimension d'une pièce de 5 francs laissées par des papules ulcérées et coalescentes ; des placards de même nature, allant jusqu'à la dimension de la paume de la main, siègent au nombre de douze à quinze sur la crête iliaque et les membres inférieurs ; mêmes lésions dans le dos ; sur les bras, des placards en activité de très grandes dimensions sont constitués par des tubercules ulcérés recouverts de croûtes rupioïdes ; au synciput, alopécie en aire et résidus de papules ulcérées dont quelques-unes sont encore en activité ; quelques pustules acnéiformes au pourtour des narines ; état général très précaire, anémie très prononcée (1.310.000 globules rouges par millimètre cube). Les ganglions sont volumineux dans les deux aines, aux régions épitrochléennes et cervicales antérieure et postérieure. Frictions et huile de foie de morue.

Le 10 janvier 1901, le mieux est sensible et, le 6 mars, le malade sort avec un état général satisfaisant et guéri des manifestations actuelles. Il quitte Alger et doit continuer son traitement par les pilules de bichlorure.

OBSERVATION IV

D... Aïssa ben Sebah, vingt-cinq ans, journalier, entre à la clinique le 19 juillet 1899. Ni alcoolisme, ni paludisme, bonne constitution, aucun antécédent pathologique.

Chancre syphilitique cicatrisé de la dimension d'une pièce de 5 francs siégeant à l'hypogastre. Ce chancre, au dire du malade, aurait été contracté il y a trois mois avec une femme kabyle de son village. Syphilide papuleuse, papulo-érosive et papulo-croûteuse excessivement confluente sur les membres et au cuir chevelu ; aux membres inférieurs, quelques-unes de ces papules, de grandes dimensions, sont profondément ulcérées et recouvertes d'une croûte rupioïde ; la confluence de cette syphilide est moindre sur le tronc et la face. Plaques muqueuses linguales, labiales et amygdaliennes. Céphalée intense. A l'œil droit, chémosis produit par la présence de papules disséminées sur la conjonctive scléroticale et palpébrale. Iritis intense remontant à quinze jours, avec cercle périkératique, hypopion, atrésie pupillaire, pupilles ne réagissant pas à la lumière. Les ganglions inguinaux des deux côté sont nombreux et volumineux : ils ont la dimension d'un pois chiche à celle d'un œuf de pigeon. Les cervicaux antérieurs et postérieurs, les sous-maxillaires, les épitrochléens sont nombreux et très volumineux. Injections de calomel.

Le 15 décembre, c'est-à-dire après cinq mois d'un traitement intensif, le malade n'est pas encore guéri. Il quitte le service, mais revient bientôt, le 1er mars 1900, avec une iritis double d'une grande intensité. Toute la surface des membres est criblée de taches pigmentaires qui sont les résidus des syphilides antérieures. Certaines de ces cicatrices sont déprimées et absolument semblables à celles que l'on rencontre dans l'acné nécrotique. Beaucoup d'éléments sont en voie de développement, d'autres en voie de régression. On relève l'existence de pustules profondes, ulcérées, à forme echtymateuse. Les ganglions sont toujours volumineux. Le malade est mis aux injections d'huile biiodurée, puis au calomel. Il sort le 5 mai 1900. L'iritis est guérie, mais les lésions cutanées sont simplement améliorées.

OBSERVATION V

T... ben Ali, vingt ans, porteur d'eau, entre à la clinique le 31 décembre 1900. Pas d'alcoolisme, pas d'antécédent morbide, excellente constitution.

Chancre syphilitique de la dimension d'une pièce de 5 francs siégeant à l'angle péno-scrotal gauche, non encore en voie de cicatrisation. Syphilide papuleuse, discrète sur le thorax; sur les membres et dans l'extension, les papules, très volumineuses, forment de véritables placards ; quelques-unes sont même suffisamment infiltrées pour donner la sensation d'un tubercule : il s'agit donc de manifestations secondaires sérieuses. Pléiade ganglionnaire biinguinale excessivement volumineuse, surtout à gauche où le plus gros ganglion a le volume d'un œuf de poule ; malgré cette différence de volume, l'éruption est aussi confluente sur la moitié gauche que sur la moitié droite du corps ; les cervicaux et les épitrochléens sont également très développés. Injections de calomel. Sort non complètement guéri et revient bientôt, le 5 avril 1901.

Les lésions de la première entrée ont considérablement augmenté comme nombre et comme dimension. L'éruption papuleuse, dont les éléments ont la dimension d'une grosse lentille, présente l'aspect d'une variole à la période de suppuration. Sur la partie inférieure du tronc, ces éléments ont tendance à se discipliner et forment de véritables bouquets. Sur le dos, les bras et les jambes, ils constituent des placards de la dimension d'une pièce de 1 franc à celle de la paume de la main ; ils sont plus ou moins profondément ulcérés. Çà et là, de larges papules recouvertes de croûtes rupioïdes. Plaques amygdaliennes et pharyngiennes. Ganglions toujours très volumineux. Injections d'huile biiodurée à 5 milligrammes tous les jours.

Malgré le traitement, une iritis se déclare à droite le 21 avril et dure plus d'un mois. Le malade est ensuite mis aux frictions auxquelles on ajoute 5 grammes d'iodure de potassium par jour. Sort le 20 juillet 1901.

Ce malade a dû faire un troisième séjour à l'hôpital du 14 février au 6 août 1902. Nous n'avons pas de renseignements sur les lésions qu'il a présentées à cette époque.

OBSERVATION VI

F... Pierre, quarante ans, boulanger, entre le 8 janvier 1901. Pas d'antécédents pathologiques.

Chancre syphilitique cicatrisé à la partie moyenne et inférieure du fourreau remontant à deux mois environ. Le malade ne peut dire avec qui il l'a contracté. Roséole confluente sur le tronc, discrète sur le reste du corps. Syphilide papuleuse dont les éléments ont la dimension d'une très grosse lentille, la plupart des papules sont ulcérées et recouvertes d'une croûte rupioïde ; sur la tête, ces éléments, plus rares, présentent le caractère de l'impétigo ; à la face, la syphilide revêt le caractère acnéiforme. Plaques labiales, palatines, amygdaliennes ; quelques-unes siègent sur les paupières droites. Ganglions inguinaux très volumineux, épitrochléens, cervicaux et sous-maxillaires également volumineux. Injections de calomel.

. Le traitement a dû être suspendu à un moment donné par suite d'entérite mercurielle ; mais, aussitôt, une iritis se déclare à droite : reprise du traitement (huile biiodurée).

. Ce malade sort le 1er mars guéri de son iritis et de ses lésions cutanées, mais, peu de temps après, le 24 mai, il se présente à la consultation gratuite, porteur de nombreuses et larges plaques muqueuses aux lèvres, aux joues, aux gencives, sur la langue, les piliers, le voile, les amygdales. Les ganglions sont toujours volumineux. Van Swieten à l'intérieur. A quitté Alger.

OBSERVATION VII

T..., François, vingt-six ans, puisatier, entre à la clinique, le 18 décembre 1898.

. Chancre syphilitique cicatrisé du frein ; blennorragie : le début de ces deux maladies remonterait à quatre mois. Plaques muqueuses anales. Roséole confluente en voie de disparition. Céphalée intense, anorexie absolue, abattement profond. Traitement par le calomel.

15 mai. — 2.511.000 globules rouges par millimètre cube. Le malade a reçu treize injections de calomel ; malgré cela, il a perdu 6 kilogrammes en poids (50 kilogrammes au lieu de 56 qu'il pesait à son entrée). Les accidents se montrent sérieux : les manifestations cutanées consistent en larges papules de la dimension d'une pièce de 1 franc à celle d'une pièce de 2 francs.

disséminées sur toute la surface du corps ; quelques-unes sont érodées, d'autres profondément ulcérées. Tous les organes sont sains. Pas d'albumine. Les ganglions inguinaux épitrochléens et cervicaux sont nombreux et volumineux.

L'état général de ce malade devenant déplorable, il lui est fait une injection de 5oo grammes de sérum artificiel, les 10, 14, et 19 juin, et l'arsenic et les douches sont prescrits comme traitement adjuvant. Il sort le 19 juillet pour aller à la campagne : il a encore perdu 1 kilogramme (49 kilogrammes).

Il revient le 15 août, ne pesant que 47 kilogrammes, avec une gomme siégeant au quart inférieur de l'avant-bras gauche, et une deuxième, au niveau de l'olécrâne droit. Les ganglions sont toujours très volumineux. L'état général devient de plus en plus mauvais : anorexie, souffle anémique, etc. Urétrite chronique. Frictions mercurielles et iodure de potassium à la dose de 5 grammes par jour : les gommes se résorbent et le malade sort après un mois de séjour légèrement amélioré ; il retourne à la campagne.

Troisième entrée, le 24 novembre 1899. Stomatite. On note la présence de syphilides ulcérées siégeant un peu partout, mais principalement sur les membres; une lymphangite nodulaire part d'une ulcération cicatrisée qui siégeait à la partie moyenne de l'avant-bras gauche et remonte jusqu'aux ganglions axillaires qui sont très volumineux. Les ganglions inguinaux sont de volume moyen ; les épitrochléens et cervicaux sont volumineux. Iodure de potassium jusqu'à 6 grammes par jour, puis reprise des frictions après disparition de la stomatite.

12 décembre. — La lymphangite a disparu, les ulcérations sont cicatrisées. Sort amélioré, le 14 janvier 1900. Poids 51 kilogrammes. Ce qui fait la gravité de cette syphilis, c'est la cachexie précoce qu'elle a entraînée.

Ce malade est revenu dans le service, le 21 février suivant, et est mort, le 26, de néphrite syphilitique.

OBSERVATION VIII

T..., Emile, vingt-trois ans, infirmier, entre le 8 novembre 1899. Bonne constitution, pas d'antécédents morbides.

Chancre syphilitique du frein, à gauche; pléiade ganglionnaire biinguinale volumineuse. Frictions.

17 novembre. — Apparition d'une roséole généralisée très confluente. Le 30, plaques muqueuses labiales, linguales et amygdaliennes. Céphalée, phénomènes généraux.

L'état de ce malade s'améliore lentement. En quittant le service, il reste comme infirmier à l'hôpital. Il se marie le 3 janvier : sa femme fait une fausse-couche dans les premiers jours de mars.

30 mars. — Il vient à la consultation. On observe sur la crête du tibia gauche, à l'union du tiers inférieur et du tiers moyen. une exostose du volume d'un œuf de pigeon : c'est le résidu d'une périostite syphilitique qui s'est déclarée dernièrement; le malade n'a cependant jamais interrompu son traitement. Sur la crête du tibia droit existent également deux ou trois points d'exostose. On compte, à droite, quatre ou cinq ganglions inguinaux très volumineux; ils sont un peu moins développés à gauche; les épitrochléens sont très volumineux, les cervicaux ont un volume supérieur à la moyenne. Il est ajouté au traitement par les frictions, 6 grammes d'iodure de potassium par jour.

OBSERVATION IX

L..., Léocadie, soixante-trois ans, entre le 23 janvier 1899. Bonne constitution, pas d'antécédents pathologiques.

Le corps est littéralement criblé de syphilides lenticulaires; sur les membres, les éléments se réunissent en placards ; aux genoux et aux coudes, ces placards se recouvrent de squames micacées et pourraient en imposer pour un psoriasis ; aux jambes, larges papules ulcérées. Au moment de son développement, cette éruption, qui remonte à deux mois, a été accompagnée d'arthralgie, de myalgie, de douleurs périostiques, de céphalée très intense, laquelle persiste encore. Iritis double remontant à dix jours. Plaques muqueuses labiales. Tout le système ganglionnaire est pris : cou, bras, aines ; tous les ganglions sont volumineux. Frictions, atropine.

24 février. — Les iritis sont guéries. Les résidus de la première éruption sont à peine visibles, mais il se fait une nouvelle poussée de taches lenticulaires qui sont surtout confluentes aux membres et à la partie postérieure du tronc. Sort le 4 mars en voie d'amélioration.

Elle entre à nouveau un mois après avec une récidive très intense des mêmes phénomènes malgré le traitement par les frictions que la malade affirme avoir continué chez elle. Mais cette fois les iritis sont beaucoup plus rebelles et ne guérissent qu'après deux mois de traitement intensif que la malade supporte très bien. Du reste, son état général est bon. Même état des ganglions.

Après sa sortie, elle vient se montrer de temps en temps pour être dirigée dans son traitement qui consiste en pilules de bichlorure. En janvier 1901, quelques tubercules ayant apparu sur les membres, on ajoute de l'iodure de potassium à la dose journalière de 3 grammes. Le 26 mars, on constate sur l'avant-bras gauche un placard de la dimension d'une pièce de 5 francs, constitué par des tubercules suppurés. Maux de tête et vertiges. Frictions et Vigo.

Cette malade fait un troisième séjour, du 26 avril au 30 juin 1901. Elle présente, entre autres lésions, une gomme ouverte au niveau de l'articulation huméro-cubitale gauche du volume d'un œuf de pigeon. Frictions.

OBSERVATION X

(Clientèle privée de M. le professeur Gémy.)

X..., cinquante ans, douanier, bonne constitution, se présente à la visite le 8 juin 1899.

Il a eu un bouton sur la verge vers le 20 mars. En sa qualité de douanier, il est entré à l'hôpital militaire parce que, quelques jours après, ce bouton s'est ulcéré et a pris un assez grand développement. Il n'est resté que douze jours à l'hôpital où l'ulcère a été traité par une poudre dont il ne peut dire le nom et a à peu près guéri.

Deux mois après sa sortie et sans qu'il ait suivi aucun traitement, je constate lorsqu'il vient me voir une iritis gauche d'une très grande intensité. C'est du reste le seul accident qui le préoccupe, parce qu'il ne peut que difficilement faire son service. Or le malade, en outre de son iritis, est porteur des lésions suivantes : 1° un chancre géant occupant toute la face inférieure du gland, le frein et le reflet préputial correspondant, c'est-à-dire une surface égale à celle d'une pièce de 5 francs ; 2° une pléiade ganglionnaire inguinale bilatérale constituée par des ganglions dont le plus petit est du volume d'une noisette et le plus grand, celui d'un œuf de poule. Leur ensemble forme une véritable tumeur du volume d'une grosse orange. Ganglions épitrochléens et cervicaux également très volumineux formant de véritables chapelets dont les grains ont la valeur d'un gros pois chiche ; 3° le tronc et les bras sont littéralement criblés de larges papules d'égale dimension, si bien que la surface envahie est certainement égale à celle de la peau saine ; sur les membres inférieurs ces papules, très nombreuses aussi, mais larges comme une pièce de 1 franc, sont les unes simplement érodées, d'autres ulcérées, d'autres enfin constituant de véritables ulcérations profondes, à bords déchiquetés, et fournissant une suppuration abondante ; quelques-unes de ces dernières sont couvertes de croûtes rupioïdes ; 4° plaques muqueuses labiales, linguales, amygdaliennes; 5° violente céphalée nocturne, durant depuis un mois et demi, mais diminuant actuellement d'intensité, myalgies, arthralgies, faiblesse considérable. La face présente un masque constitué par des papulo-tubercules; syphilides ulcérées du cuir chevelu.

Je ne crois pas qu'il soit possible de trouver un musée pathologique de syphilides secondaires à toutes leurs périodes plus complet — et cependant les ganglions formaient de véritables tumeurs.

OBSERVATION XI (résumée).

P..., Jean, vingt ans, cocher. Pas d'antécédents.

Premier séjour (28 octobre au 6 novembre 1898). — Blennorragie. Deux chancres syphilitiques du gland. Roséole généralisée : Ganglions volumineux dans les deux aines. Reçoit trois injections de calomel; sort non guéri.

Deuxième séjour (20 février au 25 mai 1899). — Périostite des deux branches ascendantes du maxillaire inférieur. Gommes ouvertes du volume d'une amande à un œuf de poule, dont une occupant le sillon naso-jugal droit, les autres siégeant : une au niveau de l'articulation temporo-maxillaire droite, une à la région sternale, une au niveau de la branche postérieure du sterno-mastoïdien, enfin cinq autres décrivant une sorte de collier autour du cou. Les ganglions sont nombreux et volumineux aux régions habituelles. Douze injections de calomel. Sort guéri de ces manifestations.

OBSERVATION XII (résumée).

M. ., Liorca, quarante-cinq ans, journalier. Pas d'antécédents.

Premier séjour (17 avril au 24 juin 1899). — Chancre cicatrisé remontant à quatre mois. Syphilide miliaire confluente sur le tronc. Sur les membres, syphilides papuleuses, papulo-squameuses, papulo-croûteuses, papulo-ulcéreuses. Une dizaine de lésions croûteuses de la grosseur d'un pois chiche dans la barbe. Syphilides acnéiformes aux plis naso-géniens. Pléiade ganglionnaire bilatérale plus accusée à droite qu'à gauche malgré la parfaite symétrie des lésions. Tous les ganglions sont pris. Douze injections de calomel.

Deuxième séjour (11 au 18 juillet 1899). De nouvelles papules ont apparu et existent maintenant en grand nombre. Syphilide ulcéreuse des deux commissures labiales s'étendant à gauche jusqu'au tiers de la lèvre inférieure. Lésions ulcéro-croûteuses sur les bras de la dimension d'une pièce de 5 francs. Ganglions toujours volumineux. Sort non guéri après une injection de calomel.

OBSERVATION XIII (résumée)

H... ben-Ahmed, trente-neuf ans, journalier, bonne constitution. Chancre cicatrisé de la dimension d'une pièce de 5 francs. Roséole très confluente. Plaques muqueuses encombrant les amygdales, les piliers, la langue et les lèvres. Sur les membres, papules érosives, dont quelques-unes sont ulcérées. Iritis gauche intense. Pléiade ganglionnaire biinguinale excessivement volumineuse. Les cervicaux et les épitrochléens sont aussi très volumineux. Calomel et atropine. Séjourne du 7 au 28 juillet 1899 ; sort non guéri.

OBSERVATION XIV (résumée).

A... ben-Mohamed, trente-six ans, journalier. Excellente constitution, pas d'antécédents pathologiques. Entre le 17 juille 1899.

Chancre amygdalien datant de six mois. Ganglions sousmaxillaires, périhyoïdiens, cervicaux antérieurs et postérieur fortement engorgés. Epitrochléens volumineux. Inguinaux moyens. Sur le dos, résidus pigmentaires d'une syphilide papulo-érosive très confluente. Sur le reste du corps, papule squameuses, dont quelques-unes sont ulcérées. Glossite syphilitique mamelonnée. Plaques ulcérées sur les piliers et aux lèvres. Injections de calomel. Sort le 2 août non guéri.

OBSERVATION XV (résumée).

L... Léonie, vingt-six ans, couturière.

Premier séjour (17 août au 8 octobre 1899). Chancre cicatrisé de la grande lèvre. Roséole papuleuse disséminée. Injections de calomel.

Deuxième séjour (5 mars au 7 août 1900). Syphilide papuleuse généralisée discrète. Plaques pharyngiennes. Violente céphalée nocturne. Douleurs intolérables dans la région temporale droite. Douleur œsophagienne au niveau de la fourchette du sternum. Biiodure.

26 juin. — Gomme ouverte de la dimension d'une amande sur le plafond du pharynx. Tout le corps, surtout à droite, est couvert d'une façon discrète de larges papules ulcérées. Tout le système ganglionnaire est engorgé.

15 septembre. — Deux gommes ulcérées, l'une sur la jambe, l'autre sur le bras droit. Pilules de bichlorure et iodure de potassium.

15 novembre. — Sur la langue, deux gommes de la dimension d'une pièce de 2 francs, l'une sur la moitié gauche, l'autre sur la moitié droite. Bichlorure et 6 grammes d'iodure de potassium par jour. N'a plus été revue.

OBSERVATION XVI (résumée).

G... Ferdinand, quarante-quatre ans, terrassier, entre le 12 juin 1900.

Pas d'antécédents pathologiques.

Chancre cicatrisé de la face dorsale du sillon. Ganglions inguinaux peu volumineux, mais cervicaux et épitrochléens très volumineux ; les cruraux ont le volume d'une amande. Syphilide papuleuse généralisée discrète. Roséole en voie de disparition. Ostéalgies, arthralgies, myalgies. Plaques gingivales et amygda-liennes. Calomel. Sort le 15 juillet.

Deuxième entrée le 30 juillet. Iritis double.

6 août. — Hypopion de l'œil droit.

Ce malade a dû faire un troisième séjour en novembre. Après quelques injections d'huile biiodurée (8 milligrammes par jour) a été évacué en ophtalmologie (pupille artificielle).

OBSERVATION XVII (résumée).

B... Noël, cinquante-neuf ans, comptable, entre le 11 mars 1901. Chancre. Syphilide papulo-squameuse confluente, généra-lisée, revêtant la forme disciplinée. Syphilide frontale disposée en cercle. Dans le dos, la confluence est considérable et, dans la région intercapulaire, un placard de la dimension de la paume de la main est constitué par l'extrême confluence des papules. Toutes ces papules ont la dimension uniforme d'une grosse len-tille. Erythème pharyngien. Plaques amygdaliennes. Ostéalgie des deux tibias. Tous les ganglions sont nombreux et ont un volume supérieur à la moyenne. Violente céphalée. Frictions et iodure de potassium.

13 avril. — Iritis à gauche (dure un mois). Sort le 10 juin.

Deuxième entrée le 5 août 1901. Syphilides ulcérées aux deux jambes et au coude droit. Frictions et iodure de potassium. Sort le 19 novembre.

A fait, en 1902, un troisième séjour sur lequel nous n'avons pas de renseignements.

OBSERVATION XVIII (résumée).

C... S..., vingt-cinq ans, journalier, bonne constitution, entre le 5 mai 1899. Chancre occupant toute la cicatrice circoncisionnèlle, le gland et le pourtour du méat. Pléiade ganglionnaire bilatérale très volumineuse, surtout à droite. Syphilides papuleuses très confluentes de l'abdomen, du dos et des bras. Sur le bras droit, où l'éruption est beaucoup plus confluente que sur le bras gauche, l'éruption revêt le caractère discipliné. Sur les membres inférieurs et l'hypogastre, syphilides ulcéreuses, ulcérocroûteuses dont quelques-unes se réunissent en placards ; quelques éléments, rupiformes, ont la dimension d'une pièce de 5 francs. Calomel. Sort le 23 juillet.

OBSERVATION XIX (résumée).

T... Emile, trente-deux ans, cordonnier, entre le 22 mai 1898.

Chancre cicatrisé remontant à quatre mois. Syphilide maculopapuleuse généralisée, très confluente, recouvrant la moitié de la surface du corps, rouge vif et simulant la variole. Plaques sur les amygdales. Phénomènes généraux. Pléiade ganglionnaire volumineuse. Injections de calomel.

3 juin. — Iritis douloureuse et nouvelle poussée de roséole. Sort le 24 juillet après dix injections de calomel ; il lui en est encore fait quatre en ville.

Deuxième entrée le 3 janvier 1899. Iritis gauche et choroïdite intense. Puis l'iris droit se prend (iritis à bascule). Ganglions encore volumineux. Injections de calomel. Sort le 15 avril guéri de ces accidents.

OBSERVATION XX (résumée).

B... Pauline, vingt-trois ans, bonne constitution, entre le 10 décembre 1898.

Chancre. Syphilide polymorphe (papuleuse, papulo-squameuse, papulo-érosive), confluente et généralisée. Pléiade ganglionnaire d'intensité au-dessus de la moyenne. Calomel. Sort légèrement améliorée le 28 décembre.

Deuxième entrée le 25 janvier 1899. Poussée nouvelle présentant toutes les variétés de forme, d'étendue, de siège et de groupement (syphilide lenticulaire, miliaire en nappes, annulaire, en corymbes, en cocarde, en arceaux conjugués). Placards psoriasiformes. Frictions. Sort le 14 mars ; reçoit après sa sortie cinq injections de calomel.

Troisième entrée le 16 avril. Eruption encore plus confluente ; les éléments qui la composent sont profondément ulcérés, constituant le véritable rupia syphilitique. Etat général mauvais. Céphalée violente, troubles nerveux, insomnie persistante. Tous les ganglions sont engorgés. Frictions et iodure de potassium. Sort le 20 juin 1898.

Inversement, nous avons observé un certain nombre de syphilis à adénopathies faibles ou nulles qui ont évolué d'une façon bénigne ; en voici quelques exemples (résumés).

1. G... Carmen, quarante ans, terrassier. Trace du chancre. Légère syphilide pigmentaire au cou. Plaques du conduit auditif droit, de la commissure labiale gauche. Pléiade ganglionnaire insignifiante. Sort guéri de ces manifestations après trois semaines de séjour.

2. L... Jules, trente-trois ans, distillateur. entre le 29 mars 1899. Roséole discrète. Plaque lisse de la langue. Plaques muqueuses labiales. Légère pléiade ganglionnaire bilatérale Calomel. Sort guéri de ces accidents le 24 avril.

3. C... Achille, quarante et un ans, boulanger. Deux chancres cicatrisés. Roséole maculeuse. Pléiade ganglionnaire de petit volume. Sort après un mois de séjour (avril-mai 1899).

4. B... Mohamed, trente-cinq ans, journalier, entre le 9 mai 1899. Chancre de l'hypogastre de la dimension d'une pièce de 5 francs, cicatrisé dans sa moitié inférieure. Quelques plaques labiales. Adénopathie nulle. Calomel. Sort le 9 juin.

5. M... Juan, vingt-quatre ans, entre le 24 mai 1899. Chancre herpétiforme sans induration, avec adénopathie insignifiante.

Plaques amygdaliennes. Calomel. Sort le 2 août sans autre accident.

6. D... Joannès, trente-six ans, maçon, entre le 21 juin 1899. Chancre nodulaire. Roséole en voie d'apparition. Quelques ganglions inguinaux de petite dimension. Calomel. Sort le 5 août.

7. P... Jean, vingt-six ans, cultivateur, entre le 22 juin 1899. Chancre mixte. Syphilide papuleuse discrète sur le thorax, rien aux membres. Ganglions inguinaux peu développés à gauche ; à droite, bubon suppuré ; cervicaux et épitrochléens nuls. Calomel. Sort le 15 juillet.

8. P... Joseph, vingt-cinq ans, conducteur de tramways, entre le 2 avril 1900. Chancre papyracé du fourreau. Très petits ganglions inguinaux. Calomel. Sort le 19 avril et prend après sa sortie des pilules de bichlorure. N'a pas eu d'accident depuis.

9. — N. . Vincent, trente et un ans, boulanger, entre le 20 juin 1900. Deux chancres cicatrisés. Syphilide lenticulaire discrète. Plaques buccales. Calomel. Pléiade ganglionnaire inguinale peu volumineuse, épitrochléens petits, cervicaux nuls.

10. — S... Gabriel, vingt-cinq ans, garçon limonadier, entre le 14 septembre 1900. Deux chancres. Pléiade inguinale peu volumineuse ; ni cervicaux, ni épitrochléens. Calomel. Sort le 3 octobre.

11. — R... Joseph, trente-cinq ans, cuisinier, entre le 28 mars 1901. Chancre mixte du frein. Inguinaux petits ; ni cervicaux, ni épitrochléens. Bi-iodure. Sort le 4 mai 1901.

12. — J. . Mokram, vingt-huit ans, gargotier, entre le 10 mars 1899. Chancre cicatrisé. Plaques labiales et amygdaliennes. Pléiade inguinale de petit volume de chaque côté. Pas de cervicaux, pas d'épitrochléens. Calomel. Sort le 7 juin

13. — B... François, trente ans, sans profession, entre le 19 avril 1899. Chancre. Pléiade bi-inguinale peu volumineuse. Rien ailleurs. Calomel. Sort le 5 juillet, sans autre accident.

14. — P... Michel, trente-quatre ans, caviste. Entre le 21 mai 1900. Chancre. Roséole en voie de résolution. Plaques sur les paupières et au larynx. Uréthrite chronique. Ganglions inguinaux et cervicaux petits, épitrochléens moyens. Calomel. Sort le 2 juillet.

15. — P... Jean, cinquante-deux ans, jardinier, entre le 27 octobre 1900. Chancre du frein en feuillet de livre. Adéno-pathie insignifiante. Calomel. Sort le 5 décembre, sans autre accident.

16. — B... Marie-Louise, dix-huit ans, domestique, entre le 2 mars 1899. Deux chancres. Syphilide papuleuse discrète. Petits ganglions à l'aîne, à droite, rien à gauche ; rien au cou ni au bras. Calomel. Sort le 22 mars et continue le traitement par les pilules de bichlorure. N'a plus eu d'accidents.

17. — P.. Catherine. vingt-deux ans, repasseuse, entre le 5 avril 1899. Eléments miliaires discrets disséminés sur le corps. Pas trace de chancre. Plaques amygdaliennes. Léger engorge-ment ganglionnaire. Calomel. Sort le 18 mai, guérie des ces manifestations.

18. — G... Marie, quarante-six ans, ménagère, entre le 10 octobre 1899. Chancres multiples du vagin. Erythème pha-ryngien. Plaques muqueuses linguales, buccales. On ne relève que deux petits ganglions à l'aine, à gauche. Calomel. Sort le 16 novembre.

19.— C... Joséphine, dix-huit ans, ménagère, entre le 20 avril 1900. Chancre anal. Roséole discrète en voie de disparition. Plaques muqueuses labiales. Quelques petits ganglions ingui-naux Calomel. Sort le 22 mai. Suivie jusqu'au 18 avril 1901, sans accident nouveau.

20. — T... Joséphine, vingt-cinq ans, ménagère. Chancre du col utérin. Syphilides papulo-hypertrophiques et plaques mu-queuses de la vulve. Petite pléiade ganglionnaire inguinale. Bi-iodure. Entré le 8 août 1900, est sortie le 11 septembre, guérie de ces manifestations.

Est-ce à dire que toutes les syphilis intenses soient accompagnées d'une réaction ganglionnaire très mar-quée, que toutes les syphilis bénignes ne présentent que des adénopathies insignifiantes? Ou, récipro-quement, que toutes les syphilis à ganglions volumi-

neux soient graves, que toutes les syphilis à petis ganglions soient bénignes? Non.

Nous avons observé également des syphilis bénignes
à ganglions volumineux, des syphilis sévères à adénopathie insignifiante, etc. Nous ne pouvons citer un plus
grand nombre d'observations, même en les résumant.
Nous avons dressé un tableau qui donne une vue d'em-
semble des cas que nous avons observés. Ils ont été
répartis en quatre groupes: formes légère, moyenne ou
commune, sévère, maligne précoce. Les adénopathies
ont été distinguées en:

1° Adénopathie nulle ou insignifiante: rien ou quelques
ganglions du volume d'un grain de plomb;

2° Adénopathie moyenne: un certain nombre de
ganglions du volume d'une noisette;

3° Adénopathie volumineuse: ganglions nombreux
et du volume d'une olive à celui d'un œuf de pigeon;

FORMES	ADÉNOPATHIES				TOTAL
	nulle ou insigni-fiante.	d'inten-sité moyenne	volumi-neuse.	très vo-mineuse.	
Légère	29	11	6	0	46
Moyenne	15	152	135	18	320
Sévère	4	7	29	26	66
Maligne précoce. .	1	0	6	23	30
Total	49	170	176	67	462

4° Adénopathie très volumineuse: ganglions nombreux et du volume d'un œuf de pigeon à celui d'un œuf de poule.

Ce tableau montre que, d'une façon générale:

Les syphilis légères ont assez rarement de volumineuses adénopathies;

Les syphilis sévères ont, dans la majorité des cas, de volumineux ganglions,

Les syphilis malignes précoces ont presque toujours des adénopathies intenses et multiples.

Mais il montre en outre qu'il est un nombre très important de syphilis qui, quoique présentant de volumineuses adénopathies, évoluent de la façon la plus ordinaire, ou même parfois sont très légères; et, somme toute, dans les formes communes, les syphilis à réaction ganglionnaire vive sont presque aussi nombreuses que les autres; de même un certain nombre de syphilis sévères,—voire malignes précoces,— ne présentent que des réactions ganglionnaires minimes ou peu intenses.

On ne peut donc établir une relation exacte entre l'intensité des anédopathies et la gravité du mal.

Tout ce qu'on peut dire, c'est qu'une syphilis à volumineuses adénopathies est plus souvent grave qu'une syphilis à ganglions peu ou normalement développés.

Nous n'avons envisagé que les accidents de la période secondaire. Nous verrons plus loin ce qu'il faut penser du pronostic d'avenir d'une syphilis basé sur la qualité des adénopathies.

Enfin nous avons parfois vu des malades rappelant ceux de MM. Haan et Cao; mais nous avons souvent observé aussi que la plus grande intensité de l'éruption correspondait au côté du corps où les ganglions avaient le plus réagi, ou bien que la syphilodermie était parfaitement symétrique, alors qu'on notait une différence de volume très appréciable entre les ganglions des deux côtés du corps. Cette remarque a été faite au cours des observations II, V, XII et XVIII citées plus haut. En voici d'autres exemples:

T... Henri, dix-neuf ans, marchand ambulant, entre le 4 juin 1899. Chancre en médaillon à droite du fourreau. Pléiade ganglionnaire très volumineuse à droite, beaucoup moindre à gauche. Roséole maculeuse, très confluente sur tout le tronc et parfaitement symétrique. Léger erythème pharyngien.

Q... Gaspard, vingt-quatre ans, cocher, entre le 3 juin 1899. Deux chancres, l'un au frein, l'autre à droite du sillon. Pléiade ganglionnaire volumineuse à droite, légère à gauche. Roséole maculeuse confluente et symétrique, occupant tout le tronc. Plaques amygdaliennes, très volumineuses. Syphilides plantaires ulcérées de chaque côté. Plaques interdigitales des orteils. Une plaque de syphilides palmaires bilatérales.

B... Valentin, trente-neuf ans, journalier, entre le 6 juin 1899. Trois chancres situés au voisinage du frein. Pléiade ganglionnaire volumineuse à gauche, beaucoup moindre à droite. Roséole maculeuse légère. Syphilide papuleuse très confluente sur le thorax : éruption parfaitement symétrique. Erythème pharyngien intense, céphalée, inappétence, courbature.

G... Henri, trente-huit ans, cocher, entre le 16 février 1899. Chancre du frein. Pléiade ganglionnaire beaucoup plus volumineuse à droite qu'à gauche. Syphilide miliaire, confluente, généralisée : confluence égale des deux côtés du corps.

S... Jean, vingt ans, terrassier, entre le 26 octobre 1899. Chancre syphilitique du frein. La roséole apparaît le 10 décembre.

15 décembre. — Apparition d'une syphilide papuleuse, dont

les éléments ont la dimension d'une pièce de 5o centimes à
1 franc. Les papules s'étendent sur toute la surface du corps en
traînées linéaires paraissant suivre le trajet des plis de la peau.
Elles desquament légèrement et forment un véritable placard sur
la région scapulaire droite. L'éruption est beaucoup plus abondante du côté droit que du côté gauche, alors que les ganglions
inguinaux sont plus nombreux et plus volumineux à droite qu'à
gauche.

CHAPITRE III

DISCUSSION

A l'état normal, le ganglion lymphatique joue dans l'économie un rôle complexe, mais il remplit surtout deux fonctions principales:

1° Par son système folliculaire, il concourt à fabriquer les leucocytes mononucléaires;

2° Par son système des voies lymphatiques, il fait la police de la circulation lymphatique.

Ces deux fonctions, loin de s'atténuer, s'exagèrent au contraire au début de l'infection et persistent plus ou moins longtemps (Bezançon et M. Labbé).

Au cours des maladies infectieuses, le ganglion lympathique joue un rôle des plus importants.

MM. Bezançon et M. Labbé ont établi (*Archives de médecine expérimentale et d'anatomie pathologique*, 1898, p. 318 et 389) qu'il:

1° Arrête les bactéries;

2° Atténue leur virulence;

3° Produit des leucocytes et, par conséquent, des antitoxines;

4° Ses cellules endothéliales ou ses mononucléaires englobent les produits de déchet qui circulent dans la lymphe.

Pour M. Manfredi *(Lavori di Laboratorio dal Luigi Manfredi*, Palerme, 1898, 1899), les ganglions protègent l'organisme contre les bactéries grâce à leur triple fonction:

1° Par leur rôle de filtre, ils arrêtent dans leurs tissus les microorganismes;

2° Ils en atténuent la virulence, tout en les laissant vivre quelque temps;

3° Ils ont une action immunisante.

Les recherches expérimentales de Pérez, les observations de MM. Courmont, Tixier et Bonnet ont montré l'atténuation du bacille de Koch dans les ganglions lymphatiques.

M. Chauffard dit *(Semaine médicale*, 4 juillet 1894) que la lutte entre les éléments de l'infection et les phagocytes se passe dans les ganglions.

M. Roger écrit *(Presse médicale*, 15 juin 1898) que les ganglions « représentent de véritables forteresses qui arrêtent d'une façon définitive ou temporaire les agents pathogènes ».

M. Achard émet un avis semblable dans le *Traité de thérapeutique appliquée* d'Albert Robin.

Le professeur Leone Levi, de Gênes, admet également l'action protectrice des ganglions lymphatiques qui retiennent dans leurs mailles les germes infectieux et sont une véritable officine de leucocytes *(Journal Italien des maladies vénériennes et de la peau*, p. 388, 1899).

Pour Haan la phagocytose est problématique : c'est par une sécrétion interne du ganglion que le parasite est détruit.

M. Retterer a donné son opinion à la séance du 31 mars 1900 de la Société de Biologie : la trame des ganglions lymphatiques ne doit aucunement être considérée comme un filet ou une poche qui sert de refuge aux leucocytes et leur permet de s'y multiplier à loisir ; le ganglion concourt à l'élaboration de tous les éléments du sang et de la lymphe (plasma, leucocytes et globules rouges).

M. de Amicis dit, dans sa leçon d'ouverture, que des recherches toutes récentes rendent le pouvoir phagocytaire des ganglions très hypothétique. On sait en effet, dit-il, que le ganglion lymphatique ne renferme presque que des lymphocytes ; or, d'après Metschnikoff lui-même, ces derniers n'ont aucun pouvoir phagocytaire ; les véritables phagocytes, les gros polynucléaires, n'y sont qu'en petit nombre, alors qu'on les trouve partout ailleurs, dans tous les autres organes. De plus, ajoute-t-il, M. Pagano a démontré (*Riforma medica*, 1894) que le suc propre des ganglions, la lymphe, est dépourvu de toute propriété phagocytaire, et qu'il constitue au contraire un bon milieu de culture pour les microorganismes.

Nous ferons simplement observer que si les polynucléaires, qui naissent dans la moelle osseuse (Lereddé et Lœper, *Presse médicale*, 25 mars 1899), n'existent pas dans les ganglions à l'état normal, il n'en est pas de même à l'état pathologique et M. Marcel Labbé a montré leur apparition dans le ganglion le plus proche du point d'inoculation. Du reste, les ganglions sont également phagocytaires par les cellules fixes de leur réticu-

lum et par leurs cellules endothéliales qui se déta-
chent.

D'un autre côté, M. Manfredi a démontré expéri-
mentalement que le ganglion, peut pendant un temps
plus ou moins long, retenir dans son parenchyme une
bactérie pathogène sans que celle-ci perde de sa vitalité,
alors que dans le sang et le tissu conjonctif les microbes sont plus ou moins rapidement détruits par les
leucocytes ou le sérum du sang. Il faut, d'après l'auteur,
considérer les ganglions comme une barrière difficile à
franchir, mais aussi comme autant de réceptacles dan-
gereux de matière infectieuse, comme autant d' « accu-
mulateurs » de germes morbigènes. Ces données rendent parfaitement compte de la notion du microbisme
latent : qu'un point de l'organisme vienne à faiblir et
on assistera à une nouvelle invasion microbienne.
Ainsi sont réalisées les récidives, les auto-infections,
les infections dont la cause nous paraît inconnue.

C'est ce que font aussi observer MM. Bezançon et
M. Labbé. « Dans certains cas cependant, disent-ils, le
ganglion devient un centre d'arrêt, une sorte de re-
paire pour les microbes, comparable en cela à la rate
qui dans a fièvre paludéenne et la fièvre récurrente
conserve dans sa pulpe des agents infectieux pouvant
de nouveau infecter l'organisme. »

« Cet arrêt des microbes dans les ganglions s'accom-
pagnerait d'une atténuation passagère de leur virulence
qui peut être suivie plus tard d'une exagération s'il y a
généralisation dans le sang, les germes les moins ré-

sistants disparaissant complètement, tandis que les plus virulents persistent seuls. »

M. Phisalix a fait de semblables remarques en inoculant à des cobayes une race spéciale de bactéridie charbonneuse.

Ces notions de microbisme latent sont également mises en évidence par M. d'Arrigo *(Bulletin médical,* 1900, p. 1314) et par M. Chauffard qui, dans sa leçon publiée par la *Semaine médicale* s'exprime ainsi : « Il peut se faire aussi que les microbes infectieux immobilisés dans les ganglions y restent un temps plus ou moins long à l'état latent. Le microbe, dans ce cas, n'a pas perdu sa virulence, et, d'un instant à l'autre, cette virulence peut déterminer une nouvelle poussée dans une région quelconque de l'organisme, comme la tuberculose. »

C'est aussi ce qui doit se passer dans la syphilis.

M. Julien émettait une opinion semblable à la séance des sociétés de médecine de Paris, médico-chirurgicale, de médecine et de chirurgie pratiques. « Tous ces faits sont indéniables, disait-il à propos de la défense ganglionnaire, mais nos confrères ont trop oublié que ces expériences et ces interprétations ne concernent véritablement que le début de l'infection, époque fort transitoire quand il s'agit de la syphilis. A l'insurrection ganglionnaire succèdent bientôt l'inertie et l'impuissance; les ressources de l'organe sont épuisées, l'apport des polynucléaires entravé ou insuffisant, le réticulum forcé; la bactérie infectante est maîtresse de la place et s'y établit. Ainsi se crée un foyer d'où va rayonner l'infection, et le ganglion dit «de défense» devient un ganglion «propagateur». Combien de microbes qui eussent trouvé leur fin dans le milieu bactéricide et antitoxique du sang ne se généralisent qu'à la faveur du ganglion!»

Et déjà, en 1864, alors que la microbiologie n'existait pour ainsi dire pas, Virchow écrivait dans ses Archives: « Dans la syphilis, rien ne prouve que l'infection soit constante, bien au contraire; l'éruption par saccades de nouvelles affections, l'invasion parfois fébrile de nouvelles localisations indiquent une infection intermittente partant de certains centres. » Puis, après avoir admis la possibilité du séjour du virus dans les ganglions, il ajoute: «Le critérium de la guérison radicale réside donc dans l'existence ou l'absence d'un foyer encore malade et l'expérience des meilleurs syphiligraphes (Ricord, Sigmund) vient confirmer notre opinion en montrant que la présence de petits engorgements ganglionnaires, par exemple, est un mauvais signe pronostique. »

Ces considérations concordent parfaitement avec ce que nous enseigne la clinique sur l'évolution de l'infection syphilitique. C'est pourquoi nous croyons qu'elles donnent la note juste dans la discussion : une théorie qui est d'accord avec la clinique a beaucoup de chances d'être exacte. Au début de l'infection, l'agent virulent chemine dans les vaisseaux lymphatiques; plus tard, il se retranche et se fortifie dans les ganglions devenus inertes. La tuméfaction persistante de ces derniers indique la persistance de l'infection; c'est une notion sur laquelle M. le professeur de Amicis a beaucoup

insisté et à propos de laquelle il a cité des exemples
remarquables. Le refuge de quelques-uns des éléments
virulents dans des ganglions, accessibles ou non à l'observation, rend parfaitement compte des longs arrêts
qu'on est appelé à voir dans la syphilis et de ses récidives à longue échéance.

Nous avons recherché s'il n'y avait pas une relation
entre l'intensité de la réaction ganglionnaire et la for-
mule leucocytaire. Les auteurs qui ont étudié cette
dernière admettent qu'à la période primaire il y a une
légère hyperleucocytose qui est surtout une mononucléose. A la période secondaire l'hyperleucocytose est
plus marquée ; pour les uns, l'augmentation porte surtout sur les mononucléaires (Virchow, Reiss, etc.);
pour les autres, sur les polynucléaires (Jawein, Radaeli,
Sabrazès et Mathis) ; Bezançon et M. Labbé ont noté
tantôt une légère mononucléose, tantôt une légère
polynucléose. A la période tertiaire, la leucocytose est
très variable.

Nous avons examiné à ce point de vue le sang d'un
certain nombre de syphilitiques. A la période primaire,
nous avons observé une légère hyperleucocytose por-
tant presque exclusivement sur les mononucléaires. A
la période secondaire, nous avons noté une hyperleucocytose variant de 10.000 à 25.000 avec tantôt mononucléose, tantôt polynucléose. Les cas à mononucléose
étaient précisément ceux à réaction ganglionnaire vive,
et en ne tenant compte que du nombre absolu des mononucléaires nous avons trouvé ces derniers en général
d'autant plus nombreux que les ganglions étaient plus

volumineux. A la fin des accidents secondaires, les mononucléaires diminuent de nombre. A la période tertiaire, lorsque nous avons noté de l'hyperleucocytose,
l'augmentation portait presque exclusivement sur les
polynucléaires.

Il n'y a là rien d'étonnant. Le ganglion fabrique des
leucocytes mononucléaires. A la période primaire, où
l'infection est localisée au système lymphatique, les
ganglions seuls réagissent en tant qu'organes de défense;
ils fabriquent une plus grande quantité de mononucléaires, d'où augmentation de ces derniers dans le
sang. A la période secondaire, lorsque l'infection est
généralisée, tous les systèmes de défense sont en jeu :
d'où augmentation des polynucléaires. A cette période,
les mononucléaires sont d'autant plus nombreux que
les ganglions en fabriquent plus, c'est-à-dire réagissent
davantage. Puis ils diminuent de nombre et, à la période
tertiaire, ils sont souvent au-dessous de la normale bien
que l'engorgement ganglionnaire persiste : c'est que
les ganglions perdent leurs propriétés de fabriquer des
leucocytes, deviennent impuissants, inertes. C'est alors
qu'ils peuvent servir de refuge au virus.

Il est remarquable que les résultats de l'hématologie
viennent confirmer les notions avancées plus haut, à
savoir qu'on doit distinguer deux périodes dans l'intumescence ganglionnaire.

1º Période d'activité, de défense ;

2º Période d'inertie et, vraisemblablement, de recel
d'agents infectieux.

Au reste, il ne faut pas exagérer l'importance de la

réaction ganglionnaire. Dès que l'infection est généralisée, tous les systèmes de défense de l'organisme (les cellules et les épithéliums, les glandes vasculaires sanguines, le sang lui-même, etc.) sont en jeu et la réaction ganglionnaire ne constitue qu'une partie de la défense : elle ne peut donc servir à la mesurer.

Pour pouvoir attribuer à l'absence de réaction ganglionnaire la malignité d'une syphilis il faut en avoir exclu tous les autres facteurs de gravité : alcoolisme. misère, grossesse, absence de traitement, etc. Le malade de M. Landouzy était « fortement entaché d'alcoolisme », celui de M. Emery « avait des habitudes invétérées d'alcoolisme », la malade du D⁷ Angelo Bennati était plongée dans la misère, elle était en état de grossesse lorsqu'elle contracta la syphilis et elle était restée pendant deux ans sans traitement. Quant au travail de M. Grivet, nous nous bornerons à citer l'opinion de M. Paul Raymond à ce sujet (*Presse médicale*, 14 septembre 1898) : « M. Grivet rapporte dans sa thèse 40 observations, mais il en est à peine deux ou trois qui aient réellement quelque valeur, soit que les causes de gravité ne soient pas différenciées, soit que la maladie n'ait été suivie que quelques semaines, voire même quelques jours, soit enfin qu'il n'y ait rien d'anormal dans les accidents présentés par les malades. »

Les observations de syphilis malignes précoces qui ont été rapportées plus haut concernent, pour la plupart, des malades jeunes, robustes, bien constitués, non alcooliques, sans tares héréditaires : comme cause de gravité on ne peut invoquer que la virulence de la

graine. Dans toutes ces observations nous avons noté
une hyperleucocytose très marquée ; dans le cas de
syphilis maligne précoce avec réaction ganglionnaire
nulle qu'il nous a été donné d'observer (voir le tableau),
nous avons noté, au contraire, de la leucopénie. Cette
remarque confirme la loi pronostique suivante : « l'absence de réaction aussi bien que l'excès de réaction
leucocytaire sont des indices de gravité » (Bezançon
et M. Labbé, *Presse médicale*, 8 novembre 1902).

Dans la plupart des syphilis bénignes, la leucocytose
était peu marquée, et, d'une façon générale l'hyperleucocytose nous a paru en rapport direct avec l'intensité
de l'infection, ce qui a du reste été noté pour la pneumo-
nie, la scarlatine et l'érysipèle, et vérifié expérimentale-
ment pour la toxine diphtéritique par MM. Nicolas et
P. Courmont. « La production des leucocytes est en
raison directe des besoins de l'organisme en face de
l'infection ; plus le nombre de microbes est considérable, plus les foyers infectieux sont multipliés ou éten-
dus, plus il faut de leucocytes pour la lutte » (Bezançon et M. Labbé, *loc. cit.*). Il n'y a donc rien d'étonnant
que les ganglions, qui fabriquent des leucocytes, réagissent vivement dans bon nombre de syphilis graves.

CHAPITRE IV

PEUT-ON ATTRIBUER UNE SIGNIFICATION PRO- NOSTIQUE AUX ADÉNOPATHIES DE LA PÉRIODE SECONDAIRE DE LA SYPHILIS?

Nous avons vu que, d'après notre observation, il n'existait pas de rapport exact entre la qualité des adénopathies et la gravité des accidents de la période secondaire. *A fortiori*, si on envisage le diagnostic prévisionnel de la syphilis.

Au point de vue de la réaction ganglionnaire, il faut faire la part des infections antérieures ; les ganglions ayant été atteints primitivement peuvent être sclérosés et rester complètement inertes à l'occasion d'une nouvelle infection, ou bien avoir conservé un certain volume tout en étant impuissants. Il faut compter aussi avec les anomalies à la suite desquelles on a des ganglions surnuméraires ou bien l'absence de ganglions dans une région : un malade de M. Fournier a eu un chancre infectant qui a évolué sans jamais produire d'adénopathie inguinale (Fournier, *Soc. dermat. et syph.*, séance du 14 décembre 1902), etc., etc. De plus, il ne faut pas perdre de vue que les lymphatiques de la verge se rendent à deux groupes ganglionnaires, l'un inguinal, l'autre lombaire, dont un peut prendre une importance prédominante aux dépens de l'autre (Cunéo).

Il faut encore tenir compte de tous les facteurs de gravité de la syphilis (dont le plus important est certainement l'insuffisance du traitement), des maladies antérieures ou incidentes, etc., etc. Les données du problème sont nombreuses et varient à l'infini ; et, parmi ces données, la qualité des adénopathies ne nous paraît que d'ordre secondaire.

-Enfin, les malades ne sont généralement pas suivis assez longtemps. Nous nous garderions bien de dire que les syphilis bénignes que nous avons citées plus haut resteront telles indéfiniment : ce sont, en effet, toujours les syphilis légères au début qui, n'étant pas soignées longtemps, se terminent par des destructions graves ou des troubles cérébro-spinaux. « Le tertiarisme dérive, pour l'énorme majorité des cas, de syphilis originairement bénignes » (Fournier, *Traité de la syphilis*, p. 852).

Pour toutes ces raisons, nous croyons que les adénopathies secondaires ne peuvent avoir aucune valeur pronostique, même approximativement exacte.

CONCLUSIONS

I. L'observation de 462 syphilitiques nous a montré qu'à la période secondaire de l'infection :

1° Les syphilis légères ont souvent des adénopathies nulles ou insignifiantes, rarement de volumineux ganglions.

2° Les syphilis sévères ont, le plus souvent, de volumineuses adénopathies;

3° Les syphilis malignes précoces ont presque toujours des adénopathies intenses et multiples;

4° Les syphilis ordinaires ont, soit des adénopathies moyennes ou faibles, soit de volumineuses adénopathies, cela à nombre sensiblement égal.

De sorte qu'il n'existe pas de relation exacte entre l'intensité de la réaction ganglionnaire et la gravité des accidents secondaires.

II. On doit envisager deux périodes dans l'intumescence ganglionnaire :

1° Une période d'activité, de défense ;

2° Une période d'impuissance pendant laquelle le ganglion inerte peut servir de refuge au virus.

III. Les adénopathies de la syphilis secondaire n'ont aucune valeur au point de vue du pronostic d'avenir de la maladie.

TABLE DES MATIÈRES

Lyon. — Imp. A. Rey, 4, rue Gentil. — 33111

387

9 782019 710019